BEI GRIN MACHT SICH IHR WISSEN BEZAHLT

AF136157

- Wir veröffentlichen Ihre Hausarbeit, Bachelor- und Masterarbeit

- Ihr eigenes eBook und Buch - weltweit in allen wichtigen Shops

- Verdienen Sie an jedem Verkauf

Jetzt bei www.GRIN.com hochladen und kostenlos publizieren

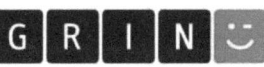

Kanzerogenität von Schicht- und Nachtarbeit. Aktuelle Evidenz

Sandro Lorenz

Bibliografische Information der Deutschen Nationalbibliothek:

Die Deutsche Nationalbibliothek verzeichnet diese Publikation in der Deutschen Nationalbibliografie; detaillierte bibliografische Daten sind im Internet über http://dnb.d-nb.de abrufbar.

ISBN: 9783346808332
Dieses Buch ist auch als E-Book erhältlich.

Coverbild: unsplash.com

Druck und Bindung: Books on Demand GmbH, Norderstedt Germany
Gedruckt auf säurefreiem Papier aus verantwortungsvollen Quellen

Das vorliegende Werk wurde sorgfältig erarbeitet. Dennoch übernehmen Autoren und Verlag für die Richtigkeit von Angaben, Hinweisen, Links und Ratschlägen sowie eventuelle Druckfehler keine Haftung.

Das Buch bei GRIN: https://www.grin.com/document/1322626

Fakultät für Humanwissenschaften

Studienarbeit

KANZEROGENITÄT VON NACHT- UND SCHICHTARBEIT –

AKTUELLE EVIDENZ

Vorwort

Arbeit kann Segen und Fluch zugleich sein! Für den einen ist sie die Erfüllung des Lebens, bedeutet Selbstverwirklichung, Kreativität und Schöpferische Kraft. Für den anderen ist sie hingegen Mittel zum Zweck, notwendiges Übel, Unterordnung und die Perpetuierung von gesellschaftlicher Hierarchie.

Das Prinzip der fremdbestimmten Erwerbsarbeit, bei dem die Arbeitsleistung durch den Arbeitgeber mit einem Gehalt entlohnt wird, ist in historischen Dimensionen gesehen relativ jung.

In den modernen Gesellschaften der Jetztzeit ist die Gesellschaftsordnung dem Prinzip der freien Marktwirtschaft und dem Kapitalismus geprägt. Die Erwerbstätigkeit ist dabei, für die meisten Menschen, die hauptsächliche Möglichkeit zur Generierung von finanziellen Mitteln und zur Teilhabe am gesellschaftlichen Leben.

So wie die einleitenden Betrachtungen schon nahe legen, geht es beim Thema Arbeit eigentlich auch immer um soziologische, politische, ökonomische und philosophische Grundsätze; der Arbeitsplatz und die Umstände der Arbeit sind im Kleinen ein Spiegel der Gesellschaft. Dimensionen wie Gerechtigkeit und Ungerechtigkeit, Teilhabe und Ausschluss, Chancen und Chancenlosigkeit sind nur einige wenige Beispiele.

Der Themenkomplex Arbeit und Gesundheit ist insbesondere, seit der Industrialisierung, durch die Entwicklung der modernen Arbeitsmedizin in Deutschland institutionell als auch wissenschaftlich etabliert. Unabhängig von gesetzlichen Vorgaben und Tarifverträgen bietet die Arbeitsmedizin eine objektive und neutrale Sicht auf die gesundheitlichen Auswirkungen der Erwerbsarbeit. Wo die Arbeits- und Betriebsmedizin jedoch von ihrem Ansatz krankheitsspezifisch und auf das Individuum ausgerichtet ist, bieten die Gesundheitswissenschaften und das Fachgebiet Public Health eine auf die Population bezogene Betrachtung. Bei der Erforschung der Kanzerogenität von Schicht- und Nachtarbeit haben die Gesundheitswissenschaften einen elementaren Beitrag geleistet.

Sandro Lorenz

Düsseldorf, im September 2020

INHALT

Abkürzungsverzeichnis

Abb.	Abbildung
ArbZG	Arbeitszeitgesetz
CI	Konfidenzintervall
eig.	eigene
HR	Hazard Ratio
i. d. R.	in der Regel
IARC	International Agency for Research on Cancer
ICD-10	International Statistical Classification of Diseases and Related Health Problems, Version 10
ICSD-2	International Classification of Sleep Disorders, Version 2
OR	Odds Ratio
REM	Rapid Eye Movement
WHO	World Health Organization

Abbildungsverzeichnis

Tabellenverzeichnis

I. Einleitung

1. Ausgangslage

In Deutschland sind, laut Statistischen Bundesamt, 18,6 % der Beschäftigten regelmäßig in den Abendstunden (18 Uhr bis 23 Uhr) bzw. 5 % in den Nachtstunden (23 Uhr bis 6 Uhr) beruflich aktiv, wobei Männer doppelt so häufig während der Nachtstunden arbeiteten als Frauen, 6,4 % versus 3,4 %. Dies ergibt einen Erwerbstätigenanteil von 23,6 % an Arbeitsnehmerinnen und Arbeitnehmern, die Abend- bzw. Nachtarbeit leisten *(Statistisches Bundesamt, 2018a)*.

Zudem besteht eine enge Korrelation zwischen Abend- und Nachtarbeit mit einem Schichtarbeitsmodell, welches einen zyklischen Wechsel der Arbeitszeiten (z. B. Frühdienst, Spätdienst, Nachtdienst) beinhaltet. Im Jahre 2018 waren 15,3 % der Erwerbstätigen Schichtarbeiterinnen bzw. Schichtarbeiter *(Statistisches Bundesamt, 2018b)*.

Im Vergleich dazu sind Angehörige bei Pflege- und Heilberufen mit einem Anteil von 32 % überproportional häufig in Arbeitsverhältnissen, die eine Schichtarbeit vorsehen *(Statistisches Bundesamt, 2018b)*. Neben Berufen des Gesundheitswesens ist Nacht- und Schichtarbeit häufig in den Branchen Gastronomie, Polizei, Feuerwehr, Bauwesen, Logistik- und Transport anzutreffen.

Mit durchschnittlichen 34,9 Stunden pro Woche und 220 Arbeitstagen im Jahr übt die Erwerbstätigkeit einen relevanten Einfluss auf die Gesundheit des Einzelnen und die Gesundheit der Gesamtbevölkerung aus *(Statistisches Bundesamt, 2020b)*. Die Arbeit als solche und die korrespondierenden Arbeitsbedingungen sind als ein klassischer Einflussfaktor, respektive eine Determinante für Gesundheit, akzeptiert *(Ulrike, 2019)*.

Wo im Industriezeitalter vornehmlich physikalisch-chemische Noxen die Gesundheit der Arbeitnehmerinnen und Arbeitnehmer gefährdeten sind es im Postindustriezeitalter und einer hochentwickelten Dienstleistungsgesellschaft zunehmend Erkrankungen der Psyche *(Schwartz et al., 2012, Triebig et al., 2014)*.

Durch die Veränderung der Arbeitswelt, weg von einer primär körperlichen Arbeit hin zu einer geistig-kreativen Leistung, hat sich der Fokus der Belastungsfaktoren auf die psycho-sozialen Determinanten verlagert *(Triebig et al., 2014)*.

Bezogen auf die Diagnosen von Arbeitsunfähigkeitsbescheinigungen sind Erkrankungen des Muskel-Skelett-System (20,9 %), der Atemwege (16 %) und der Psyche (15,2 %) im Jahre 2018 auf den drei vorderen Plätzen vertreten *(Statistisches Bundesamt, 2020a)*.

Bei der detaillierten Analyse der ICD-10 Codes findet man bei den Erkrankungen der Psyche insbesondere Krankheitsbilder wie Depression, Angststörung, Anpassungsstörung und neurotisches Syndrom *(Techniker Krankenkasse, 2018)*.

Bei den zunächst antizipierten physikalisch-mechanischen Ursachen der Erkrankungen des Muskel-Skelett-Systems sind am häufigsten Rückenschmerzen zu finden. Gerade auch bei dieser Krankheitsentität ist die psychosomatische Genese seit vielen Jahren unbestritten und erweitert demnach die Gruppe der psychischen Erkrankungen *(Hans-Raimund et al., 2016, Riffer, 2017)*.

Gerade im Bereich der Nacht- und Schichtarbeit wiesen schon früh arbeits-, umweltmedizinische und epidemiologische Studienergebnisse auf die negativen Folgen im Bereich des Schlafes und der Herz-Kreislauferkrankungen hin. Ursächlich wurden Störungen auf den Tag-Nacht-Rhythmus, die Chronobiologie und den Einfluss auf die zirkadiane Rhythmik angeführt *(Kutscher and Leydecker, 2018, Sandra and Matthias, 2016, Ulrike, 2019)*.

Das Modalitäten der Arbeit und physikalisch-chemische Einflüsse wie bspw. Lärm, Staub und Hitze (negative) Folgen auf die Gesundheit der Beschäftigten haben ist nicht unerwartet *(Triebig et al., 2014)*. Als im Jahre 2007 jedoch die *International Agency for Research on Cancer* (IARC), eine Unterabteilung der *World Health Organization* (WHO), Nachtarbeit als „wahrscheinlich krebserregend" einstufte, wurde sicherlich eine ‚neue' Qualität an Beeinträchtigung von Arbeit auf das Einzelindividuum, als Arbeitnehmer/Arbeitnehmerin, erreicht *(IARC Monograph Working Group, 2007)*.

Anders als bei bloßen Schlafstörungen geht es nun um potenziell lebensbedrohliche Gefahren für die Gesundheit von Erwerbstätigen, die einer regelmäßigen Nachtarbeit ausgesetzt sind *(IARC Monograph Working Group, 2007)*.

2. Ziele

Ziel dieser Studienarbeit ist es eine aktuelle – auf das Jahr 2020 bezogene – Einschätzung der wissenschaftlichen Evidenz der gesundheitlichen Folgen von Nacht- und Schichtarbeit als eigenständigen Risikofaktor für die Entstehung von Tumoren zu bewerten.

Leitartikel sollen dabei die von der IARC 2019 veröffentlichte Abhandlung *„Carcinogenity of night shift work"* und eine Auswahl von aktuellen Veröffentlichungen aus den Jahren 2019 und 2020 sein. Es soll eine, mit dem begrenzten Umfang einer Studienarbeit korrespondierende, Literaturrecherche durchgeführt werden.

Schlussendlich soll die Frage geklärt werden, ob eine regelmäßige Nacht- und Schichtarbeit ein reales kanzerogenes Risiko für die entsprechenden Arbeitnehmerinnen und Arbeitnehmer generiert.

3. Gliederung

Das Kapitel I ‚Einleitung' enthält eine Erläuterung der Ausgangslage sowie eine Überleitung zu den Zielen und der Gliederung dieser Hausarbeit. In Kapitel II ‚Hintergrund' werden die für die Beantwortung der Forschungsfrage notwendigen Grundlagen zielorientiert und themenspezifisch erläutert. In Kapitel III ‚Empirische Studie' werden wiederum die Ergebnisse der Literaturrecherche behandelt und im abschließenden Kapitel IV ‚Zusammenfassung' werden die Resultate dieser Befragung in Zusammenschau mit den erarbeiteten theoretischen Grundlagen eingeordnet und mit den Zielen dieser Studienarbeit in Beziehung gesetzt.

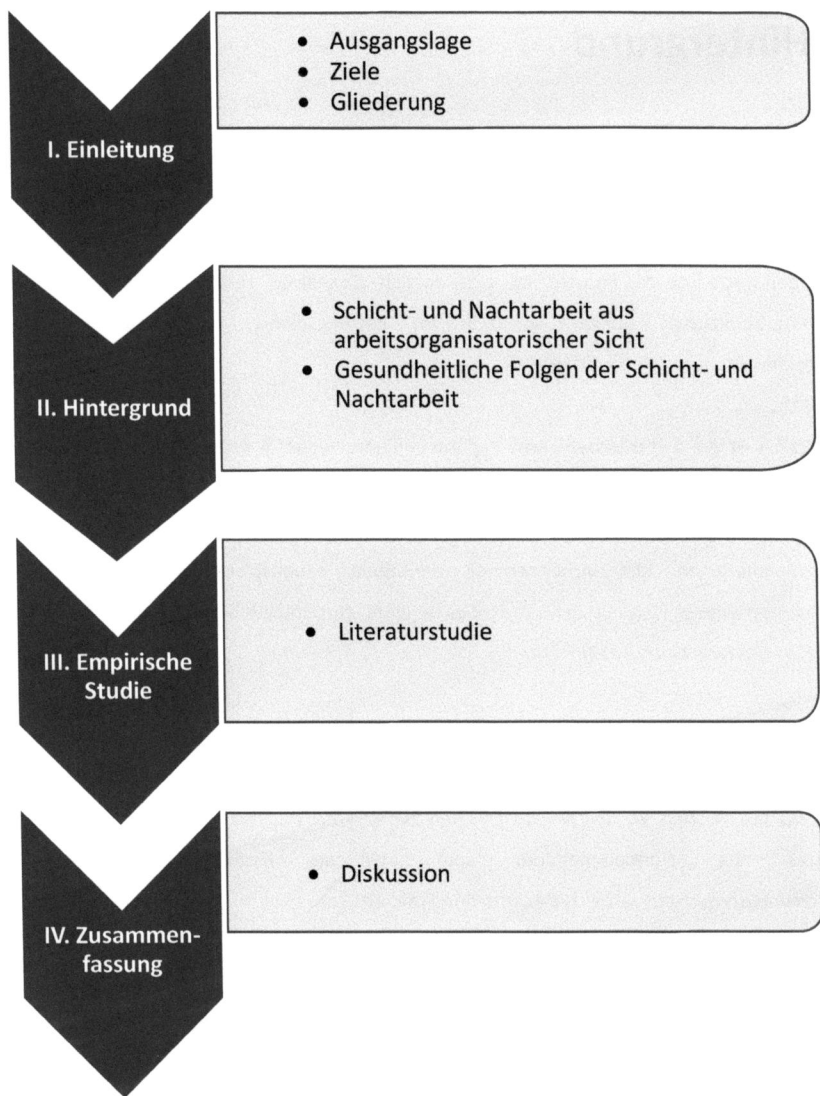

Abbildung 1: Gliederungsstruktur Hausarbeit, eigene Abb.

II. Hintergrund

4. Schicht- und Nachtarbeit aus arbeitsorganisatorischer Sicht

Nacht- und Schichtarbeit gehört in zahlreichen Branchen zu einem etablierten und notwendigen Modus der Arbeitsorganisation *(Lennings and Altun, 2019)*. Insbesondere in medizinisch-sozialen Berufen ist eine zeitlich lückenlose Leistungserbringung bzw. Leistungsbereitschaft obligat, so z. B. im Rettungsdienst, Krankenhäusern und Pflegeeinrichtungen *(Ulrike, 2019)*.

Gesetzlich ist die Schichtarbeit nicht explizit definiert, wobei § 6 des Arbeitszeitgesetzes (ArbZG) einen differenzierten Rahmen absteckt *(Bundesministerium der Justiz, 1994)*. Laut einem Urteil des Bundesarbeitsgerichts liegt Schichtarbeit vor, wenn sich unterschiedliche Arbeitnehmerinnen und Arbeitnehmer denselben Arbeitsplatz und eine damit korrespondierende Tätigkeit bzw. Aufgabe, in einer chronologisch festgelegten Abfolge, aufteilen *(Paridon et al., 2012)*.

Eine weitere indirekte Definition von Schichtarbeit entsteht zusätzlich durch die konkrete Beschreibung der Normalarbeitszeit, die als eine Arbeit, in einer Fünftagewoche (i. d. R. montags bis freitags), zu den jeweils gleichen Zeiten verrichtet wird. Schichtarbeit ist im Kontrast zur Normalarbeitszeit eine atypische Form der Arbeitszeit *(Bundesministerium der Justiz, 1994, Jutta and Silke, 2019)*.

Bei der Schichtarbeit wird grob in nicht-kontinuierliche Schichtarbeit, wenn nicht die vollen 24 Stunden eines Tages durch eine Schicht abgedeckt sind, und kontinuierliche Schichtarbeit, bei der dies wohl der Fall ist, klassifiziert. Bei der kontinuierlichen Schichtarbeit existiert des Weiteren eine Subkategorisierung in vollkontinuierliche, 24 Stunden an sieben Tagen der Woche, und teilkontinuierliche, 24 Stunden täglich mit Ausnahme des Wochenendes, Schichtarbeit *(Kutscher and Leydecker, 2018, Paridon et al., 2012, Ulrike, 2019)*.

Die Arbeitszeiten, respektive die Schichten, können entweder für Arbeitnehmerinnen und Arbeitnehmer tageweise oder wöchentlich unterschiedlich, oder aber durchgehend gleich sein. Dementsprechend liegt ein Wechselschichtsystem bzw. ein Permanentschichtsystem vor *(Ulrike, 2019).*

Zusätzlich können die Schichtmodelle nach der Anzahl der Schichten pro Arbeitstag (maximal 24 Stunden) unterschieden werden. Gängige Schichtmodelle sind dabei Zwei- und Dreischichtsysteme, wobei auch vier oder fünf und überlappende Schichten existieren *(Angerer and Petru, 2010, Lennings and Altun, 2019).*

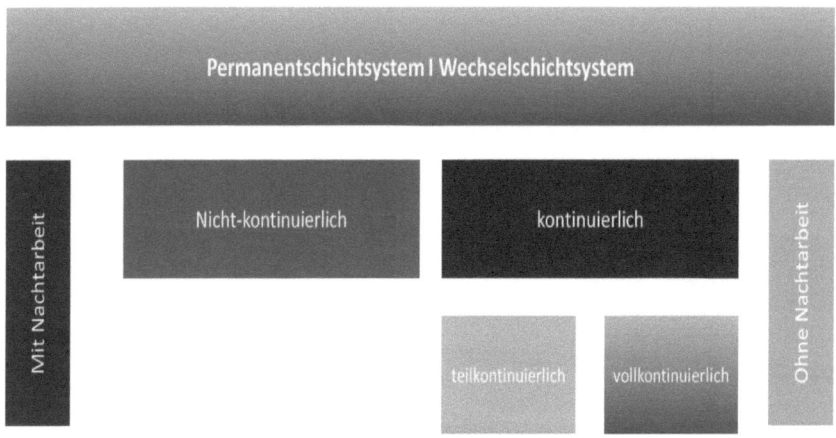

Abbildung 2: Übersicht Schichtsysteme, eig. Abb.

Korrespondierend zu den unterschiedlichen Schichtsystemen ist die Nachtarbeit ein weiteres Charakteristikum das arbeitsorganisatorisch, rechtlich und arbeitsmedizinisch Relevanz besitzt. Laut ArbZG sind Nachtarbeitsstunden allgemein in der Zeit zwischen 23 Uhr und 6 Uhr definiert; Nachtarbeit liegt vor, wenn eine Beschäftigung von mehr als zwei Stunden in dieser Zeitperiode stattfindet und das an mindestens 48 Tagen im Jahr oder in einem Wechselschichtmodus *(Bundesministerium der Justiz, 1994, Pahwa et al., 2018, Ulrike, 2019).*

Schicht- und Nacharbeit werden im Arbeitszeitgesetz pointiert und es wird in § 1 eine nach arbeitswissenschaftlichen Erkenntnissen und humanen Gesichtspunkten ausgestalteten Organisation verlangt *(Bundesministerium der Justiz, 1994).* Diese Forderung impliziert die sozialen, physischen und psychischen Einflüsse auf Arbeitnehmerinnen und Arbeitnehmer.

5. Gesundheitliche Folgen der Schicht- und Nachtarbeit

Die Auswirkungen der Schicht- und Nachtarbeit auf den menschlichen Organismus sind komplex und stellen einen gesicherten ätiopathogenetischen Faktor für unterschiedliche physische und psychische Krankheitsentitäten dar *(Sandra and Matthias, 2016, Triebig et al., 2014).*

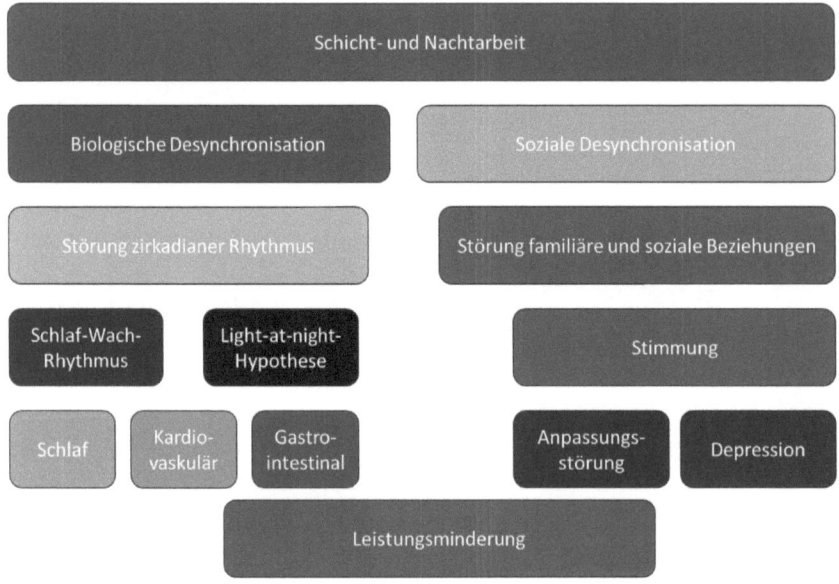

Abbildung 3: Überblick Auswirkungen Schicht- und Nachtarbeit, eig. Abb.

Abbildung 3 gibt schematisch die grundlegende Ursachen-Wirkungs-Kette der gesundheitlichen Auswirkungen von Schicht- und Nachtarbeit wieder. Der entscheidende Pathomechanismus ist eine Desynchronisation der zirkadianen Rhythmik, wobei die Schicht- bzw. Nachtarbeit den Umweltfaktor darstellen, der eine Störung dieser Rhythmik verursacht *(Paridon et al., 2012, Angerer and Petru, 2010).*

Sowohl die Chronobiologie, aber auch die Somnologie, haben insbesondere die Funktion des im Hypothalamus gelegenen Nucleus suprachiasmaticus, als Taktgeber für die zirkadiane Periodik, bei Menschen und den meisten Säugetieren, ausgemacht *(Abbruzzese, 2011).* Der Nucleus suprachiasmaticus generiert, mit externen geophysikalischen Einflussgrößen, wie Lichtverhältnissen und Temperatur, eine 24-Stunden-Periodik, die durch soziale und kulturelle

Variablen, wie Mahlzeiten, Arbeit, soziale Kontakte usw. feinmoduliert werden *(Abbruzzese, 2011)*.

Vor allem das endokrine und neuroendokrine System werden durch diese Tagesperiodik gesteuert und bestimmen nachgeordnete physiologische Vorgänge, u. a. im kardiovaskulären und gastrointestinalen System. Die „Light-at-night-Hypothese" zielt speziell auf die Beeinflussung der Melatonin Produktion ab *(Kutscher and Leydecker, 2018, Boris et al., 2018)*. Die Synthese von Melatonin wird supprimiert bei Lichtexposition, so der Fall bei Arbeit in den Nachtstunden. Melatonin ist ein neuroendokrines Hormon, das in der Epiphyse gebildet wird und eine zentrale Steuerungsfunktion im Tag-Nacht-Rhythmus einnimmt. Kaskadenartig und auf Rückkopplungsmechanismen beruhend beeinflusst die Melatoninkonzentration auch die Ausschüttung der Sexualhormone. Auswirkungen auf Schlaf, Stimmungslage und antioxidatives Potenzial sind für Melatonin nachgewiesen *(Özgüc and Owczarek, 2019)*.

5.1 Schlafstörungen

Der Nachtschlaf hat eine essentielle Funktion für den menschlichen Organismus. Er dient der Regeneration und Reparation. Schichtsysteme, aber auch die Nachtarbeit, stören sowohl die Qualität, als auch die Länge des Nachtschlafes oder verhindern diesen gänzlich; die Kompensation am Tage ist nicht äquipotent *(Wiater, 2016, Rodenbeck, 2009)*. Schlafmedizinische Studien haben ergebe, dass das Nachholen von Schlaf am Tage insgesamt kürzer ausfällt und mit weniger Tiefschlaf- und REM-Schlafphasen (**R**apid **E**ye **M**ovement) ausgestattet ist, u. a. bedingt durch äußere Reize wie Licht, Wärme, Lärm und die Störung des Schlaf-Wach-Rhythmus *(Riemann et al., 2017, Boris et al., 2018)*.

Die Mehrheit der Nacht- und Schichtarbeiter, nämlich über 70 %, leiden an Schlafstörungen *(Paridon et al., 2012)*. Nach der **I**nternational **C**lassification of **S**leep **D**isorders (ICSD-2) existiert mit dem Schichtarbeitersyndrom ein spezifisches Krankheitsbild, welches ein insomnisch-hypersomnisches Mischbild präsentiert *(Rodenbeck and Hajak, 2010)*. Die Betroffenen sind müde, wenn sie eigentlich wach sein wollen und können nicht ein- bzw. durchschlafen, wenn Schlaf gewünscht ist. Die Symptome des Schichtarbeitersyndroms äußern sich daher auch in Form von Müdigkeit und Sekundenschlaf, Ein- und Durchschlafstörungen, Konzentrationsstörungen und eine verlangsamte Reaktionsfähigkeit *(Rodenbeck and Hajak, 2010, Kutscher and Leydecker, 2018)*.

Durch diese Symptomatik, insbesondere Sekundenschlaf und Konzentrationsstörungen, ist das Risiko für Unfälle deutlich erhöht. Die herabgesetzte Schlafqualität und Schlafmenge vergrößert zudem das Risiko für neuroendokrine Dysbalancen und das Auftreten von Depressionen. Auch das Risiko für den Missbrauch von Alkohol und schlaffördernden Pharmaka, zur Selbsttherapie der Schlafstörungen, ist zu beachten *(Angerer and Petru, 2010)*. Das langfristig bestehende Schichtarbeitersyndrom hat auch relevante Auswirkungen auf das kardiovaskuläre und gastrointestinale System, mit einer gesteigerten Inzidenz von Myokardinfarkten, Herzrhythmusstörungen, Diabetes und Adipositas *(Struck et al., 2012, van Mark et al., 2011)*.

5.2 Kanzerogenität

Die multimodalen physiologischen Folgen der Nacht- Schichtarbeit sind zu Anfang des Kapitels schon beschrieben worden und beruhen auf wissenschaftlich fundierten Erkenntnissen. Die mögliche Folge der Karzinomentstehung, verursacht durch Nacht- und Schichtarbeit, ist bereits seit Oktober 2007 durch die International Agency for Research on Cancer, eine Unterorganisation der WHO, mit dem Evidenzgrad 2A belegt worden, die bedeutet „wahrscheinlich krebserregend für den Menschen" *(IARC Monograph Working Group, 2007)*.

Auch eine Neuevaluation der Studien- und Datenlage durch ein multinationales 27-köpfiges Expertengremium der IARC bestätigte Anfang 2019 erneut die wahrscheinliche Erhöhung des Karzinomrisikos durch Schicht- und Nachtarbeit *(IARC, 2019)*. Sowohl tierexperimentelle, aber auch großangelegte epidemiologische Studien haben eine Assoziation von Schicht- und Nachtarbeit mit malignen Tumoren des Darms, der Brust und der Prostata gezeigt *(Rabstein et al., 2020, Leung et al., 2019, Labrèche et al., 2019)*. Da jedoch gerade bei Krebserkrankungen multifaktorielle Ursachen zu Grunde liegen, war eine wissenschaftlich eindeutige Kausalbeziehung nicht möglich, so dass der IARC-Evidenzgrad 2A nicht zu Evidenzgrad I erhöht werden konnte *(Karl and Frederick, 2016)*.

Wissenschaftliche gesehen haben sich mehrere Erklärungsmodelle für die pathophysiologischen Vorgänge der Krebsentstehung durch Nacht- und Schichtarbeit etabliert. Die sogenannte Chronodisruption-Krebs-Theorie aus dem Jahre 2008 versucht eine in sich schlüssige und kausale Ursachen-Wirkungs-Kette bilden *(Erren and Reiter, 2008, Straif et al., 2007)*.

Auch in diesem Modell stellen das Melatonin, als auch der physikalische Reiz Licht (Light-at-night-Theorie), entscheidende Komponenten in diesem Modell dar, wobei zusätzlich eine genetische Komponente hinzukommt *(Özgüc and Owczarek, 2019, Wiater, 2016)*.

Die Chronodisruption-Krebs-Theorie ordnet und systematisiert die breite Studienlage. Inwieweit sowohl theoretisch, als auch von Studienseite her, eine plausible und harte Evidenz für die Krebsentstehung durch Nacht- und Schichtarbeit zu finden ist soll das nachfolgende Kapitel klären *(Erren and Reiter, 2008)*.

III. Literaturstudie

6. Literaturrecherche

Um die aktuelle wissenschaftliche Evidenzlage zu evaluieren wurde eine Literaturrecherche mittels PubMed und den Suchwörtern *„night + shift + work + cancer"* durchgeführt und die Artikel nach Veröffentlichungsdatum sortiert. Dem begrenzten Umfang der Studienarbeit wurden nur die Veröffentlichungsjahre 2019 und 2020 berücksichtigt.

Tabelle 1: Zusammenfassung Literaturrecherche

Studientitel		
Veröffentlichungsjahr	**Datensatz**	**Studientyp**
	Zusammenfassung Ergebnisse	
SWEENEY, M. R., SANDLER, D. P., NIEHOFF, N. M. & WHITE, A. J. 2020. Shift Work and Working at Night in Relation to Breast Cancer Incidence. Cancer Epidemiol Biomarkers Prev, 29, 687-689.		
2020	**48.451**	**Prospektive Kohortenstudie**
		(Schwestern)
Geringer Einfluss von Nacht-, Schichtarbeit auf das Brustkrebsrisiko. **HR 1,3** (CI: 1,05 – 1,61)		
RIVERA-IZQUIERDO, M., MARTÍNEZ-RUIZ, V., CASTILLO-RUIZ, E. M., MANZANEDA-NAVÍO, M., PÉREZ-GÓMEZ, B. & JIMÉNEZ-MOLEÓN, J. J. 2020. Shift Work and Prostate Cancer: An Updated Systematic Review and Meta-Analysis. *Int J Environ Res Public Health*, 17.		
2020	**18 Studien (2002 – 2019)**	**Metaanalyse/ Review**
Kein Einfluss von Nacht-, Schichtarbeit auf das Prostatakrebsrisiko. **Gepoolte OR 0,99**		
HARRIS, M. A., MACLEOD, J., KIM, J., PAHWA, M., TJEPKEMA, M., PETERS, P. & DEMERS, P. A. 2020. Use of a Canadian Population-Based Surveillance Cohort to Test Relationships Between Shift Work and Breast, Ovarian, and Prostate Cancer. *Ann Work Expo Health*, 64, 387-401.		
2020	**2.038.455**	**Retrospektive Kohortenstudie**
Kein Einfluss von Nacht-, Schichtarbeit auf das Risiko von Brust-, Ovarial- und Prostatakrebs.		

Studientitel		
Veröffentlichungsjahr	*Datensatz*	*Studientyp*
	Zusammenfassung Ergebnisse	

DUN, A., ZHAO, X., JIN, X., WEI, T., GAO, X., WANG, Y. & HOU, H. 2020. Association Between Night-Shift Work and Cancer Risk: Updated Systematic Review and Meta-Analysis. *Front Oncol,* 10, 1006.

2020	**57 Studien**	**Retrospektive Kohortenstudie**

Kein Einfluss von Nacht-, Schichtarbeit auf das Karzinomrisiko (Brust, Ovarien, Prostata, Pankreas, Darm, Blut)

LEUNG, L., GRUNDY, A., SIEMIATYCKI, J., ARSENEAU, J., GILBERT, L., GOTLIEB, W. H., PROVENCHER, D. M., ARONSON, K. J. & KOUSHIK, A. 2019. Shift Work Patterns, Chronotype, and Epithelial Ovarian Cancer Risk. *Cancer Epidemiol Biomarkers Prev,* 28, 987-995.

2019	**1.402**	**Prospektive Kohortenstudie**

Geringer Einfluss von Nacht-, Schichtarbeit auf das Brustkrebsrisiko. **OR 1,2 (CI: 0,89 – 1,63)**

BUSTAMANTE-MONTES, L. P., FLORES-MEZA, B., HERNÁNDEZ-VALERO, M. A., CÁRDENAS-LÓPEZ, A., DOLORES-VELÁZQUEZ, R., BORJA-BUSTAMANTE, P. & BORJA-ABURTO, V. H. 2019. Night Shift Work and Risk of Breast Cancer in Women. *Arch Med Res,* 50, 393-399.

2019	**202**	**Fall-Kontroll-Studie**

Einfluss von Nacht-, Schichtarbeit auf das Brustkrebsrisiko. **OR 8,50** (CI: 2,19 – 33,8)

PAHWA, M., LABRÈCHE, F., KIM, J., HARRIS, M. A., SONG, C., PETERS, C. E., ARRANDALE, V. H., DAVIES, H., MCLEOD, C. B. & DEMERS, P. A. 2019. The impact of night shift work on breast cancer: Results from the Burden of Occupational Cancer in Canada Study. *American Journal of Industrial Medicine,* 62, 635-642.

2019	**1.5 Mill. (1961 – 2000)**	**Retrospektive Querschnittsstudie**

Einfluss von Nacht-, Schichtarbeit auf das Brustkrebsrisiko, **Attributables Risiko 5,2 %** (CI: 3,7 – 13,6)

Abkürzungen: HR = Hazard Ratio; CI = Konfidenzintervall; OR = Odds Ratio

In der hier aufgeführten begrenzten Studienauswahl lässt sich bei den prospektiven Studientypen und einer aktuellen Metaanalyse nur ein geringer bzw. keinerlei Einfluss von Nacht- und Schichtarbeit auf das Karzinomrisiko nachweisen *(Leung et al., 2019, Rivera-Izquierdo et al., 2020)*. Insbesondere die Studie von Sweeney et al., in einem prospektiven Kohortendesign mit Schwestern, ist mit über 48.000 eingeschlossenen Probanden beachtenswert *(Sweeney et al., 2020)*.

Vor allem die retrospektiven Studien, im Längs- oder Querschnittsdesign, weisen der Nacht- und Schichtarbeit einen Impakt auf die Erhöhung des Karzinomrisikos nach *(Dun et al., 2020, Harris et al., 2020, Pahwa et al., 2019)*.

Auch die einzige Fall-Kontroll-Studie in dieser Auswahl zeigt einen moderaten Einfluss auf die Brustkrebsentstehung, bei einer Fallzahl von insgesamt 202 Fällen *(Bustamante-Montes et al., 2019)*.

IV. Zusammenfassung

7. Diskussion

Bezogen auf die Studienauswahl in dieser Arbeit, handelt es sich ausnahmslos um aktuelle Veröffentlichungen aus den Jahren 2020 und 2019. Moderate bis deutliche Einflüsse der Nacht- und Schichtarbeit auf die Krebsentstehung finden sich vorwiegend in den retrospektiven epidemiologischen Studien. In der einzigen Metaanalyse, von Rivera-Izquierdo et al., und den prospektiven Arbeiten lässt sich nur ein geringes bis nicht vorhandenes Potenzial auf das Karzinomrisiko feststellen.

Wie im Kapitel 'Hintergrund' schon verdeutlicht, beruht das Konstrukt 'Karzinomentstehung durch Nacht- und Schichtarbeit' bisher nur auf zwei pathophysiologischen Theorien, Light-at-night-Theorie und Chronodisruption-Krebs-Theorie, die beide aus der Grundlagenforschung im Tiermodell stammen.

Unabhängig davon sind bei allen, für die Nacht- und Schichtarbeit untersuchten Karzinomentitäten, u. a. Brust, Ovarien, Prostata und Darm, multifaktorielle Ursachen und eigenständige Risikofaktoren nachgewiesen. Zudem erschwert die prolongierte Entstehung, i. d. R. über 10 bis 15 Jahre, eines Tumors zusätzlich die kausale Zuordnung zu einem spezifischen exogenen Faktor *(Karl and Frederick, 2016)*.

Von der statistisch-epidemiologischen Betrachtung heraus wäre zum einen die Effektstärke der Variable 'Schicht-, Nachtarbeit' zu beachten. In Abhängigkeit wie groß bzw. wie klein diese ist, muss die Fallzahl angepasst werden um eine ausreichende statistische Power zu erreichen *(Bühner and Ziegler, 2017)*. Kleine Effekte können bei einer ungenügend großen Fallzahl unter Umständen gar nicht gefunden werden. Zum anderen ist zu vermuten, dass der Healthy-Worker-Effekt einen Bias in den Studien verursachen kann, geht man davon aus, dass die arbeitsfähige Bevölkerung einen besseren Gesundheitszustand hat als die nicht-arbeitende Population *(Baillargeon, 2001)*.

In der Zusammenschau ist, aus der rein wissenschaftlichen Sicht, eine harte Evidenz zum jetzigen Zeitpunkt nicht vorhanden. Die Multifaktorialität und Latenz der Karzinomentstehung machen eine kausal eindeutige Zuordnung, auf Grund vielfach möglicher Confounder über einen langen Zeitraum, problematisch; diese methodischen und sachbezogenen Schwierigkeiten werden auch in der Zukunft fortbestehen.

Da die Möglichkeit, dass es doch einen Kausalzusammenhang zwischen Nacht- und Schichtarbeit auf die Krebsentstehung gibt, dennoch besteht und die potenziellen gesundheitlichen Auswirkungen gravierend wären für eine signifikante Population der arbeitenden Bevölkerung in Deutschland, sollten arbeitsmedizinische und schlafmedizinische Erkenntnisse zur Prävention und Gesundheitsförderungen bei Nacht- und Schichtarbeiterinnen angewendet werden.

Literaturverzeichnis

ABBRUZZESE, E. 2011. Chronobiologie des Hormon- und des Immunsystems. *Psychoendokrinologie und Psychoimmunologie*, 129.

ANGERER, P. & PETRU, R. 2010. Schichtarbeit in der modernen Industriegesellschaft und gesundheitliche Folgen. *Shift work in the modern industrial society and consequences on health*, 14, 88.

BAILLARGEON, J. 2001. Characteristics of the healthy worker effect. *Occup Med*, 16, 359-366.

BORIS, A. S., JOACHIM, T. M., ANGELIKA, A. S., MICHAEL, S. & HANS-GÜNTER, W. 2018. *Praxis der Schlafmedizin : Diagnostik, Differenzialdiagnostik und Therapie bei Erwachsenen und Kindern*, Berlin, Germany, Springer.

BÜHNER, M. & ZIEGLER, M. 2017. *Statistik für Psychologen und Sozialwissenschaftler*, Hallbergmoos, Pearson Deutschland GmbH.

BUNDESMINISTERIUM DER JUSTIZ. 1994. *Arbeitszeitgesetz* [Online]. Berlin. Available: https://www.gesetze-im-internet.de/arbzg/BJNR117100994.html [Accessed 09/2020 2020].

BUSTAMANTE-MONTES, L. P., FLORES-MEZA, B., HERNÁNDEZ-VALERO, M. A., CÁRDENAS-LÓPEZ, A., DOLORES-VELÁZQUEZ, R., BORJA-BUSTAMANTE, P. & BORJA-ABURTO, V. H. 2019. Night Shift Work and Risk of Breast Cancer in Women. *Arch Med Res*, 50, 393-399.

DUN, A., ZHAO, X., JIN, X., WEI, T., GAO, X., WANG, Y. & HOU, H. 2020. Association Between Night-Shift Work and Cancer Risk: Updated Systematic Review and Meta-Analysis. *Front Oncol*, 10, 1006.

ERREN, T. C. & REITER, R. J. 2008. A generalized theory of carcinogenesis due to chronodisruption. *Neuro Endocrinol Lett*, 29, 815-821.

HANS-RAIMUND, C., MONIKA, H., ANNETTE, B. & RALF, B. 2016. *Rückenschmerzen und Nackenschmerzen : Interdisziplinäre Diagnostik und Therapie, Versorgungspfade, Patientenedukation, Begutachtung, Langzeitbetreuung*, Berlin, Springer.

HARRIS, M. A., MACLEOD, J., KIM, J., PAHWA, M., TJEPKEMA, M., PETERS, P. & DEMERS, P. A. 2020. Use of a Canadian Population-Based Surveillance Cohort to Test Relationships Between Shift Work and Breast, Ovarian, and Prostate Cancer. *Ann Work Expo Health*, 64, 387-401.

IARC 2019. Carcinogenicity of night shift work. *The Lancet. Oncology*, 20, 1058.

IARC MONOGRAPH WORKING GROUP 2007. IARC monographs on the evaluation of carcinogenic risks to humans. *Human papillomaviruses*, 90, 1-670.

JUTTA, R. & SILKE, E. 2019. *Arbeitszeitpolitik : Zielkonflikte in der betrieblichen Arbeitszeitgestaltung lösen*, Berlin, Germany, Springer Gabler.

KARL, R. A. & FREDERICK, O. S. 2016. *Onkologie Basiswissen*, Berlin, Springer.

KUTSCHER, J. & LEYDECKER, J. M. 2018. *Schichtarbeit und Gesundheit : Aktueller Forschungsstand und praktische Schichtplangestaltung*, Berlin, Germany, Springer Gabler.

LABRÈCHE, F., KIM, J., SONG, C., PAHWA, M., GE, C. B., ARRANDALE, V. H., MCLEOD, C. B., PETERS, C. E., LAVOUÉ, J., DAVIES, H. W., NICOL, A. M. & DEMERS, P. A. 2019. The current burden of cancer attributable to occupational exposures in Canada. *Prev Med*, 122, 128-139.

LENNINGS, F. & ALTUN, U. 2019. Schichtarbeit unter demografischen Herausforderungen. *In:* RUMP, J. & EILERS, S. (eds.) *Arbeitszeitpolitik: Zielkonflikte in der betrieblichen Arbeitszeitgestaltung lösen.* Berlin, Heidelberg: Springer Berlin Heidelberg.

LEUNG, L., GRUNDY, A., SIEMIATYCKI, J., ARSENEAU, J., GILBERT, L., GOTLIEB, W. H., PROVENCHER, D. M., ARONSON, K. J. & KOUSHIK, A. 2019. Shift Work Patterns, Chronotype, and Epithelial Ovarian Cancer Risk. *Cancer Epidemiol Biomarkers Prev*, 28, 987-995.

ÖZGÜC, R. & OWCZAREK, M. 2019. Timeline der Forschung zum Thema „Licht und seine Wirkung auf den Schlaf". *Timeline of research on "light and its effects on sleep"*, 23, 237.

PAHWA, M., LABRÈCHE, F. & DEMERS, P. A. 2018. Night shift work and breast cancer risk: what do the meta-analyses tell us? *Scand J Work Environ Health*, 44, 432-435.

PAHWA, M., LABRÈCHE, F., KIM, J., HARRIS, M. A., SONG, C., PETERS, C. E., ARRANDALE, V. H., DAVIES, H., MCLEOD, C. B. & DEMERS, P. A. 2019. The impact of night shift work on breast cancer: Results from the Burden of Occupational Cancer in Canada Study. *American Journal of Industrial Medicine*, 62, 635-642.

PARIDON, H., ERNST, S., HARTH, V., NICKEL, P., NOLD, A. & PALLAPIES, D. 2012. Schichtarbeit - Rechtslage, gesundheitliche Risiken und Präventionsmöglichkeiten. Berlin: Deutsche Gesetzliche Unfallversicherung (DGUV)

RABSTEIN, S., BEHRENS, T., PALLAPIES, D., EISENHAWER, C. & BRÜNING, T. 2020. Schichtarbeit und Krebserkrankungen: Über zirkadiane Störungen, epidemiologische Evidenz und Berufskrankheiten-Kriterien. *Shift work and cancer: Circadian disruption, epidemiological evidence and occupational disease criteria*, 1.

RIEMANN, D., BAUM, E., COHRS, S., CRÖNLEIN, T., HAJAK, G., HERTENSTEIN, E., KLOSE, P., LANGHORST, J., MAYER, G., NISSEN, C., POLLMÄCHER, T., RABSTEIN, S., SCHLARB, A., SITTER, H., WEEß, H. G., WETTER, T. & SPIEGELHALDER, K. 2017. S3-Leitlinie Nicht erholsamer Schlaf/Schlafstörungen. (German). *S3 Guidelines on non-restorative sleep/sleep disorders. (English)*, 21, 2.

RIFFER, F. 2017. *Die Vielgestaltigkeit der Psychosomatik*, Berlin, Germany, Springer.

RIVERA-IZQUIERDO, M., MARTÍNEZ-RUIZ, V., CASTILLO-RUIZ, E. M., MANZANEDA-NAVÍO, M., PÉREZ-GÓMEZ, B. & JIMÉNEZ-MOLEÓN, J. J. 2020. Shift Work and Prostate Cancer: An Updated Systematic Review and Meta-Analysis. *Int J Environ Res Public Health*, 17.

RODENBECK, A. 2009. Zirkadiane Schlaf-Wachrhythmus-Störungen. *Circadian sleep-wake rhythm disorders (English)*, 31, 192-199.

RODENBECK, A. & HAJAK, G. 2010. Das Schichtarbeitersyndrom: Eine systematische Übersicht zu Schlafstörungen durch Schichtarbeit. *Shift work syndrome: A systematic overview of sleep disorders due to shift work*, 14, 105.

SANDRA, B. & MATTHIAS, W. 2016. Gegen die innere Uhr : Nacht- und Schichtarbeit. Bibliomed Verlag

SCHWARTZ, F. W., WALTER, U., SIEGRIST, J., KOLIP, P., LEIDL, R., DIERKS, M.-L., SCHNEIDER, N. & BUSSE, R. 2012. *Public Health: Gesundheit und Gesundheitswesen*, Elsevier Health Sciences.

STATISTISCHES BUNDESAMT. 2018a. *Abend- und Nachtarbeit* [Online]. Wiesbaden. Available: https://www.destatis.de/DE/Themen/Arbeit/Arbeitsmarkt/Qualitaet-Arbeit/Dimension-3/abend-nachtarbeit.html [Accessed 08/2020 2020].

STATISTISCHES BUNDESAMT. 2018b. *Anteil der Erwerbstätigen mit Schichtarbeit* [Online]. Available: https://de.statista.com/statistik/daten/studie/360921/umfrage/anteil-der-erwerbstaetigen-in-deutschland-die-schichtarbeit-leisten/ [Accessed 08/2020 2020].

STATISTISCHES BUNDESAMT. 2020a. *Anteile der zehn wichtigsten Krankheitsarten an den Arbeitsunfähigkeitstagen in Deutschland in den Jahren 2012 bis 2018* [Online]. Wiesbaden. Available: https://de.statista.com/statistik/daten/studie/77239/umfrage/krankheit---hauptursachen-fuer-arbeitsunfaehigkeit/ [Accessed 08/2020 2020].

STATISTISCHES BUNDESAMT. 2020b. *Arbeitszeit* [Online]. Wiesbaden. Available: https://www.destatis.de/DE/Themen/Arbeit/Arbeitsmarkt/Qualitaet-Arbeit/Dimension-3/woechentliche-arbeitszeitl.html [Accessed 08/2020 2020].

STRAIF, K., BAAN, R., GROSSE, Y., SECRETAN, B., EL GHISSASSI, F., BOUVARD, V., ALTIERI, A., BENBRAHIM-TALLAA, L., COGLIANO, V. & GROUP, W. I. A. F. R. O. C. M. W. 2007. Carcinogenicity of shift-work, painting, and fire-fighting. Elsevier

STRUCK, O., DÜTSCH, M., LIEBIG, V. & SPRINGER, A. 2012. Arbeit zur falschen Zeit am falschen Platz? Eine Matching-Analyse zu gesundheitlichen Beanspruchungen bei Schicht- und Nachtarbeit. DEU, Bamberg

SWEENEY, M. R., SANDLER, D. P., NIEHOFF, N. M. & WHITE, A. J. 2020. Shift Work and Working at Night in Relation to Breast Cancer Incidence. *Cancer Epidemiol Biomarkers Prev*, 29, 687-689.

TECHNIKER KRANKENKASSE. 2018. *Gesundheitsreport 2018: Arbeitsunfähigkeiten* [Online]. Hambug. Available:

https://www.tk.de/resource/blob/2034000/60cd049c105d066650f9867da5b4d7c1/gesundh
eitsreport-au-2018-data.pdf [Accessed].

TRIEBIG, G., KENTNER, M. & SCHIELE, R. 2014. Arbeitsmedizin: Handbuch für Theorie und Praxis. *Das Gesundheitswesen,* 76, 693-693.

ULRIKE, H. 2019. Moderne Nacht- und Schichtarbeitszeit. Wiesbaden: Springer Fachmedien Wiesbaden 399.

VAN MARK, A., VITZTHUM, K., HÖNDORF, F., KLOSS, L., QUARCOO, D. & GRONEBERG, D. A. 2011. Schicht- und Nachtarbeit – eine szientometrische Analyse. *Shift- and Nightwork – a scientometric analysis,* 161, 209.

WIATER, A. 2016. Physiologie und Pathophysiologie des Schlafens. (German). *Physiology and pathophysiology of sleep. (English),* 164, 1070.

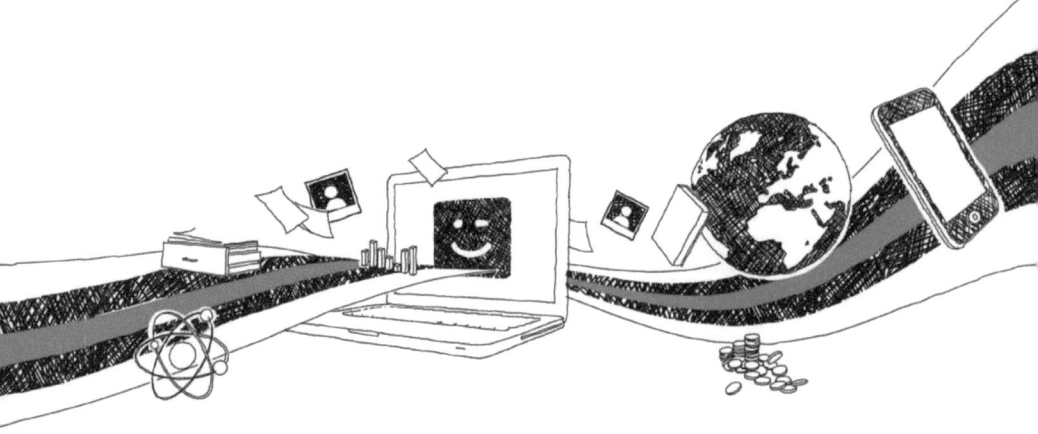
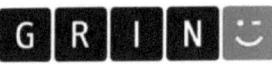